Andrea Reimann

Ernährung bei Arthrose

Die richtige Arthrose Ernährung: Wie Sie mit der richtigen Ernährung Arthrose selbst heilen

Das Arthrose Kochbuch mit leckeren, schnellen und einfachen Rezepten

Haftungsausschluss

Die Inhalte dieses Buches wurden mit größter Sorgfalt erstellt. Für die Richtigkeit, Vollständigkeit und Aktualität der Inhalte kann jedoch keine Gewähr übernommen werden. Der Inhalt des Buches repräsentiert die persönliche Erfahrung und Meinung der Autorin. Es wird keine juristische Verantwortung oder Haftung für Schäden übernommen, die durch kontraproduktive Ausübung oder durch Fehler des Lesers entstehen. Es kann auch keine Garantie auf Erfolg und/oder Genussübernommen werden. Die Autorin übernimmt daher keine Verantwortung für das Nicht-Gelingen der im Buch beschriebenen Methoden und Anwendungsmöglichkeiten. Sämtliche, hier dargestellten Inhalte, dienen somit ausschließlich der neutralen Information. Sie stellen keinerlei Empfehlung oder Bewerbung der beschriebenen oder erwähnten diagnostischen Behandlungsweisen oder Arzneimittel dar. Dieses Buch erhebt weder einen Anspruch auf Vollständigkeit noch kann die Aktualität und Richtigkeit der hier dargebotenen Information garantiert werden. Dieses Buch ersetzt keinesfalls die fachliche Beratung durch einen Arzt oder Apotheker und er darf nicht als Grundlage zur eigenständigen Diagnose verwendet werden. Ebenso ist bei Beginn einer Behandlung mit den beschriebenen Wirkstoffen auf jeden Fall vorher ein Arzt zu Rate zu ziehen. Die Autorin und die Herausgeber übernehmen keine Haftung für Unannehmlichkeiten oder Schäden, die sich aus der Anwendung der hier dargestellten Information ergeben. Dieses Buch enthält Links zu externen Webseiten, auf deren Inhalte die Autorin keinen Einfluss hat. Deshalb kann für diese fremden Inhalte auch keine Gewähr übernommen werden. Für die Inhalte der verlinkten Seiten ist stets der jeweilige Anbieter oder Betreiber der Seiten verantwortlich. Die verlinkten Seiten wurden zum Zeitpunkt der Verlinkung auf mögliche Rechtsverstöße überprüft. Rechtswidrige Inhalte waren zum Zeitpunkt der Verlinkung nicht erkennbar. Eine permanente inhaltliche Kontrolle der verlinkten Seiten ist jedoch ohne konkrete Anhaltspunkte einer Rechtsverletzung nicht zumutbar. Bei Bekanntwerden von Rechtsverletzungen werden wir derartige Links umgehend entfernen

Andrea Reimann

Ernährung bei Arthrose

Die richtige Arthrose Ernährung: Wie Sie mit der richtigen Ernährung Arthrose selbst heilen

Das Arthrose Kochbuch mit leckeren, schnellen und einfachen Rezepten

Inhaltsverzeichnis

Vorwort

Fast jeder Zehnte in Deutschland leidet an Arthrose. In Zahlen gesprochen, handelt es sich schätzungsweise um etwa 8 Millionen Menschen, die unter dem übermäßigem Gelenkverschleiß leiden. Inzwischen hat sich Arthrose zu einer Volkskrankheit entwickelt und zählt in Deutschland zu den häufigsten Gründen für einen Arztbesuch. Für eine sehr lange Zeit haben Arthrose-Patienten keine Ernährungsweise gehabt, die ihre Beschwerden lindern konnten. Mittlerweile jedoch beweisen neueste wissenschaftliche Untersuchungen, dass es doch Lebensmittel gibt, welche Betroffenen durchaus helfen und die schmerzhaften Symptome lindern und den Gelenkverschleiß in leichteren Fällen sogar stoppen können. So berichten Patienten, welche sich größtenteils von entzündungshemmenden und basischen Lebensmitteln ernähren, dass sich ihr Krankheitsbild deutlich verbessert hat und sie bei weitem nicht mehr derartig im alltäglichen Leben eingeschränkt sind. Diese spezielle Ernährungsweise, welche sich aus gesunden Fetten und basischen Lebensmitteln zusammensetzt, haben Wissenschaftler in Rheumaforschungseinrichtungen kreiert. Während an diesen Patienten diese Ernährungstherapie durchgeführt worden ist haben die Forscher festgestellt, dass die Betroffenen schon nach kürzester Zeit mit weniger oder sogar keinen Medikamenten mehr auskommen und dennoch beschwerdefrei bleiben. Erkrankt ein Mensch an Arthrose, so handelt es sich dabei um einen Verschleiß des Knorpels innerhalb eines

Gelenks. Dieser Knorpel ist wichtig, wenn es um den Schutz der Gelenkknochen bei den unterschiedlichsten Formen der Belastung geht. Betroffene leiden unter einer Abnutzung dieses Gewebes und der Körper bildet nicht mehr genug eigenes Knorpelgewebe, um diesen Verschleiß zu reparieren. Nach einiger Zeit liegen die Gelenkknochen frei und reiben aneinander, sodass diese beschädigt werden, die Patienten unter sehr starken Schmerzen leiden und in der Bewegung eingeschränkt sind. Die Ernährungsform aus dem Forschungsinstitut hat auch bei Patienten mit Arthrose Anklang gefunden. Denn ähnlich wie bei Menschen mit Rheuma, hat diese Ernährung sogar stärkere positive Auswirkungen auf das Krankheitsbild der Arthrose. Arthrose-Patienten profitieren von einer ausgewogenen, basischen Kost, welche vorhandenes Übergewicht senkt und Entzündungsprozessen vorbeugt bzw. entgegenwirkt.

Bei dieser Ernährungsweise muss man so gut wie auf nichts verzichten und kann trotzdem schlemmen. In diesem Buch befinden sich viele Rezepte für die ausgewogene, basische Ernährung für Menschen mit Arthrose. Neben einem kräftigenden Frühstück gibt es Anleitungen für opulente Hauptgerichte, Rezepte für knackige Salate und wohltuende Suppen. Außerdem finden sogar Naschkatzen großartige Kreationen für den süßen Gaumen. Erfrischende Smoothies aus Obst und Gemüse sorgen für eine optimale Nährstoffversorgung. Eine Tabelle mit basischen Lebensmitteln soll dabei helfen, auch neben den vorhandenen Rezepten eigene basische Mahlzeiten zu kreieren.

Außerdem erfährt man in diesem Ratgeber alles über den chronischen Gelenkverschleiß, was ihn verursacht, wie man ihn erkennt, welche Formen es gibt, wie die nicht medikamentösen Behandlungsmöglichkeiten aussehen und was man tun kann um Arthrose vorzubeugen oder das Krankheitsbild positiv zu beeinflussen.

Was ist Arthrose und was sind die Ursachen?

Die Gelenkkrankheit Arthrose bezeichnet die Zerstörung des Knorpelgewebes und die damit verbundene Veränderung der Knochen. Erkrankt ein Mensch an Arthrose, nimmt der Knorpel zwischen den Knochen der Gelenke Schaden, sodass irgendwann Knochen an Knochen reibt. Diese Reibung verursacht starke Schmerzen und Schwellungen, sodass Betroffene in ihren freien Bewegungen eingeschränkt sind. Die Gelenke im menschlichen Körper ermöglichen die Bewegung. Der von dem Gelenkschleim gebildete Flüssigkeitsfilm, erleichtert alltägliche Bewegungen. Der Gelenkknorpel, ein körpereigener Stoßdämpfer, schützt die Gelenke bei plötzlichen oder harten Bewegungen. Bestehend aus diesen vielen Teilen und diversen Strukturen, können Gelenke auch unabhängig voneinander weniger stark oder stark von Arthrose betroffen sein.

Die primäre Arthrose wird meist durch das zunehmende Alter ausgelöst. Oft zwischen dem 50. und 60. Lebensjahr, nimmt die Produktion der eigenen Knorpelmasse ab, sodass sich ein Verschleiß deutlich bemerkbar macht. Die altersbedingte Arthrose äußert sich in Gelenkschmerzen bei Belastung, da die fehlende Knorpelmasse das Gelenk bzw. den Knochen nicht mehr ausreichend schützen kann. Die dadurch entstehende Reibung der Gelenke zerstört das Knochengewebe, fördert Entzündungen und ist der Auslöser des Schmerzes.

Aber nicht nur das fortschreitende Alter kann für die Abnutzung der Knorpelmasse verantwortlich sein. Bei der sekundären Arthrose können bestimmte Risikofaktoren im Lebensstil, Fehlstellungen bzw. Verletzungen oder aber chronische Erkrankungen der Auslöser für Arthrose sein. Zu den Risikofaktoren zählen z.B. ein erhöhtes Übergewicht, eine Überbelastung im Beruf und im Sport, sowie das häufige Tragen von High Heels. Aber auch angeborene Fehlstellungen oder Fehlstellungen nach Knochenbrüchen, sowie Verletzungen im Knorpelgewebe, von Kapseln und dem Meniskus, können eine Arthrose begünstigen. Chronische Krankheiten wie Diabetes, Gicht oder Arthritis ebnen ebenfalls den Weg einer Arthrose-Erkrankung.

Der Arzt kann während eines Gesprächs und einer körperlichen Untersuchung feststellen, ob eine Erkrankung vorliegt und wie weit diese bereits fortgeschritten ist. Zu Beginn einer Untersuchung stellt der behandelnde Arzt einige wichtige Fragen über die Beschwerden, um diese besser einschätzen zu können. Im Anschluss folgt grundsätzlich ein Abtasten der Gelenke, um ihre Beweglichkeit zu testen. Eine Röntgenaufnahme oder ein MRT können bei einer stärkeren Erkrankung durchgeführt werden, um die Schäden sichtbar zu machen. Anhand der festgestellten Beschwerden und der bildgebenden Diagnostik, kann ein Arzt den Grad der Arthrose feststellen und die Behandlungsmöglichkeiten festsetzen.

Die Formen und Stadien der Arthrose

Wie auch viele andere Krankheiten wird auch die Arthrose bei der Diagnose in unterschiedliche Erkrankungsgrade unterteilt. Diese Unterteilung, welche auch noch heutzutage gängig ist, hat Dr. Outerbridge 1963 in seinen Studien dazu festgelegt. Anhand dieser Einteilung ist eine genaue Diagnose möglich und die Behandlung wird auf den jeweiligen diagnostizierten Grad festgelegt. Arthrose wird in vier unterschiedliche Grade eingeteilt.

Grad 1

Patienten, die mit Arthrose Grad 1 diagnostiziert werden, haben die schwächste Form der Erkrankung. Die Knorpel der Gelenke haben noch keinen erheblichen Schaden erlitten und wirken teilweise glatt und unbeschädigt. Dennoch empfinden Patienten erste Gelenkschmerzen, die auf die beeinträchtige Knorpel-elastizität und -erholungsfähigkeit zurückzuführen sind. Der Knorpel kann das Gelenk also nicht mehr bei jeder Belastung optimal schützen und das äußert sich bei Betroffenen in arthrotische Beschwerden.

Grad 2

Bei einer Grad 2 Arthrose sind bereits deutlich sichtbare Schäden im Knorpel vorzufinden. Wie auch bei Grad 1, nur stärker, ist der Knorpel nicht mehr elastisch und erholt sich weniger gut von alltäglichen Belastungen. Durch ein Endoskop gesehen, sind bereits zarte Vertiefungen im Knorpelgewebe vorzufinden. Diese Furchen entstehen dadurch, dass der Körper nicht mehr in der Lage ist, ausreichend neuen Knorpel zu produzieren, womit die Rillen aufgefüllt würden. Dieser Schaden am Knorpel kann beispielsweise dadurch entstehen, dass beschädigte Sehnen entlang des Gelenks die gesamte Belastung auf das Gelenk übertragen und der Knorpel darin es nicht genügend ausgleichen kann.

Grad 3

Eine Arthrose des dritten Grades äußert sich in durch Bewegung ausgelöste tägliche Gelenkschmerzen. Zwischen den Gelenken hat sich die Knorpelschicht bereits abgerieben, sodass die Knochen freiliegen und einer Reibung Knochen an Knochen ausgesetzt sind. Diese Reibung, die durch Bewegung entsteht, ist für den Patienten sehr schmerzhaft und kann unter anderem zu neuen Schmerzquellen beitragen, welche sich wiederum negativ auf das Schmerzempfinden des Patienten auswirken. Durch eine Arthroskopie mit einem Endoskop, kann der Arzt bereits große Vertiefungen im Knorpelgewebe feststellen.

Grad 4

Der letzte Grad der Arthrose ist bereits so weit fortgeschritten, dass eine weitere Verschlimmerung nicht mehr möglich ist. In diesem Stadium ist die Knorpelschicht nicht mehr vorhanden und eine Knorpelgewebe bildende Ernährung würde im Endstadium der Arthrose keine Wirkung zeigen. Die Knochen liegen vollständig frei und können sogar bereits erheblichen Schaden aufweisen. Der Knorpel wird üblicherweise bei einer Operation künstlich ersetzt, sodass die Belastung durch die Bewegung nicht mehr durch den Gelenkknochen abgefedert wird, sondern durch das künstliche Knorpelgewebe. In diesem Stadium der Arthrose ist ein operativer Eingriff die einzige Möglichkeit, die Beschwerden zu lindern und einer Schädigung des Knochens vorzubeugen.

Die aktivierte Arthrose

Eine Sonderform der Arthrose ist die sogenannte aktivierte Arthrose. Diese Form der Arthrose gehört nicht zu der oberen Einteilung der Arthrose-Grade, da sie nicht bei jedem Patienten auftreten muss, jedoch im Laufe einer Arthrose-Erkrankung in Form einer Entzündung in jedem Erkrankungsstadium der Arthrose auftreten kann. Bei der aktivierten Arthrose füllt sich das Gelenk mit Flüssigkeit, entzündet sich und bildet sich nur in den seltensten Fällen von allein zurück. Dennoch ist diese Flüssigkeitsansammlung kein Symptom von einer Verschlimmerung der Arthrose. Oft wird ein ambulanter Eingriff vorgenommen, in dem diese Flüssigkeit durch eine Punktion abgeführt wird.

Symptome

Um eine Arthrose zu erkennen, ist es wichtig zu wissen wie sich die Symptome bei dieser Erkrankung im Körper äußern. Typisch für alle Symptome ist der durch Belastung einhergehende und verstärkte Schmerz. Diese durch den Schmerz ausgelösten Bewegungseinschränk-ungen wirken sich auf den Patienten nicht nur negativ aus, sie beeinträchtigen sogar maßgeblich die Lebensqualität der an Arthrose erkrankten Person.

Im Vordergrund stehen die Gelenkschmerzen, welche je nach Gelenk während unterschiedlichen Bewegungen, aber auch ungewohnten Belastungen auftreten können. Im Frühstadium der Arthrose spricht man oft von einem „Anlaufschmerz". Damit ist gemeint, dass sich die Gelenke nach dem Aufstehen zunächst sehr steif anfühlen und diese Beschwerden erst im Laufe des Tages nachlassen, wenn die Gelenke erst einmal „warmgelaufen" sind. Ist die Erkrankung bereits fortgeschritten, so können Arthrose-Beschwerden auch dauerhaft auftreten. Des Weiteren können Schwellungsgefühle, eine erhöhte Empfindlichkeit bei Wetterwechsel in den Gelenken oder ein Empfinden der Überwärmung in den betroffenen Bereichen Anzeichen für eine Arthrose sein.

Abhängig von den Körperbereichen, in welchen die Beschwerden auftreten, kennzeichnen spezifische Bewegungsmuster die Form der Arthrose. Bei einer Schultergelenksarthrose empfindet der Betroffene Schmerzen beim Anheben der Arme, Druckschmerzen beim Liegen auf der Seite und eine generelle

Beweglichkeitseinschränkung. Sind die Ellenbogen von Arthrose betroffen, empfindet der Patient eine Steifheit des Gelenks, sowie eine Einschränkung der Beweglichkeit und sehr starke Schmerzen bei bestimmten Bewegungen des Körperteils. Tritt Arthrose in den Händen und Fingern auf, so beklagen sich die meisten Patienten über eine Bewegungseinschränkung, eine erhöhte Kälteempfindlichkeit und ein Missempfinden bei Berührungen von Objekten. Eine Hüftgelenksarthrose verursacht ein Schweregefühl in den Beinen nach Belastung, Ermüdungs- und Leistenschmerzen. Bei einer Kniearthrose empfinden die Patienten Schmerzen beim Treppensteigen oder anderen Belastungen und oft wird diese Erkrankung im Knie durch den sogenannten Anlaufschmerz morgens begleitet. Eine Arthrose in den Sprunggelenken verläuft zunächst beschwerdefrei. Mit der Zeit äußert sich der Schmerz bei bestimmten Belastungen und beim Abrollen des Fußes während des Gehens. Des Weiteren neigen die Sprunggelenke dazu, anzuschwellen.

Die nicht medikamentösen Behandlungsmöglichkeiten

Eine Arthrose ist nicht heilbar und der entstandene Schaden am Knorpel oder Knochengewebe nicht umkehrbar. Bis es zu einer operativen Knorpelersetzung kommt, verschreibt ein Arzt meist eine Physiotherapie und empfiehlt die Umstellung der Essensgewohnheiten. Denn auch eine nicht medikamentöse Behandlung kann das Krankheitsbild erheblich verbessern und den Schmerz eindämmen. Für einen Therapieerfolg ist es wichtig, dass der betroffene Patient sich an bestimmte Vorgaben hält, um den Gelenkverschleiß zu vermindern oder sogar zu stoppen. Zu den häufig empfohlenen konservativen Behandlungsmöglichkeiten gehören die Bewegung, eine Physiotherapie, eine physikalische Therapie und eine Ernährungsumstellung.

Schonende Bewegung

Auch wenn der Patient Beschwerden in dem von der Arthrose betroffenen Gelenk verspürt, können schonende und regelmäßige Bewegungen die Beweglichkeit des Gelenks erhalten. Die Bewegungen sorgen dafür, dass das Knorpelgewebe weiterhin mit Nährstoffen versorgt wird und somit dem Verschleiß vorgebeugt wird. Schwimmen oder Nordic Walking eignen sich hervorragend für die Bewegungstherapie, da sie gelenkschonend sind. Ein Arzt kann Auskunft darüber geben, wie viel Bewegung in dem jeweiligen

Erkrankungsgrad notwendig ist, um die Beweglichkeit der betroffenen Gelenke zu gewährleisten.

Physiotherapie

Der Arzt kann Arthrose-Patienten eine Physiotherapie verschreiben, in welcher man Übungen erlernt, die die Beweglichkeit fördern und die Beschwerden verringern sollen. Die in der Krankengymnastik erlernten Bewegungen und Übungen sollen für einen maximalen Therapieerfolg auch zuhause regelmäßig durchgeführt werden. Der Patient muss demnach aktiv an der Krankengymnastik mitwirken, um die typischen Beschwerden einer Arthrose einzudämmen.

Physikalische Therapie

Wärme- und Kältetherapien, aber auch Strom können die Durchblutung im Gelenk erhöhen und so die Schmerzen im betroffenen Bereich erheblich mindern. So wird bei Entzündungserscheinungen das betroffene Areal häufig durch Kompressen oder Tonerde gekühlt. Durch die Bewegungseinschränkung entstehen häufig Muskelverspannungen, welche durch Wärmebehandlungen wieder entspannt werden können. Massagen oder Elektrostimulationen fördern ebenfalls die Durchblutung und können die Schmerzen bei Bewegung oder Belastung lindern.

Ernährungsumstellung

Übergewicht oder eine falsche Ernährung können das Krankheitsbild der Arthrose verschlimmern. Die durch das Übergewicht vermehrt belasteten Gelenke neigen zu einem stärkeren Verschleiß. Außerdem wirken bestimmte Lebensmittel entzündungsfördernd, sodass die Beschwerden deutlich stärker ausfallen können.

Um eine Gewichtsabnahme zu begünstigen und durch eine Ernährungsumstellung die Symptome zu lindern, eignet sich eine Diät, die auf das Säure-Basen-Gleichgewicht im Körper ausgelegt ist. Viele Lebensmittel bilden nachweislich vermehrt Säure im Körper, während hingegen andere Lebensmittel diese Säure durch ihre basische Eigenschaft ausgleichen können. Heutzutage gehören viel mehr säurebildende Nahrungsmittel auf den Speiseplan, als solche, die als basisch gelten. Durch die vermehrte Zufuhr von säurebildenden Lebensmitteln, gerät das Gleichgewicht des Säure-Basen-Haushalts im Körper durcheinander und sorgt dafür, dass beispielsweise chronische Erkrankungen zunehmend schlechter verlaufen und die Symptome stärker ausgeprägt sind.

Welche Lebensmittel sollte man essen?

Um den Säure-Basen-Haushalt wieder in das Gleichgewicht zu bringen, sollten einige Lebensmittel vermieden, andere wiederum häufiger gegessen werden. Bei einer Arthrose sollte man größtenteils auf tierische, zucker- und kohlenhydrathaltige Lebensmittel verzichten, da diese als säurebildend gelten. Gesunde Fette hingegen, welche in Fisch oder in hochwertigen Ölen vorkommen, aber auch viel Obst und Gemüse, gelten als basisch und bringen einen übersäuerten Körper wieder ins Gleichgewicht. Des Weiteren helfen wichtige Vitalstoffe wie Vitamin E, C, Kupfer, Mangan und Omega-3-Fettsäuren dabei, das Krankheitsbild der Arthrose zu verbessern.

Diese Lebensmittel sollte man essen

Liste basischer Obstsorten

Apfel	Ananas	Aprikosen
Bananen	Birnen	Blaubeeren
Clementinen	Erdbeeren	Feigen
Heidelbeeren	Himbeeren	Kirschen
Kiwi	Mandarinen	Mango
Melone	Orange	Papaya
Pfirsich	Pflaume	Trockenfrüchte
Weintraube	Zitrone	Zwetschge

Liste basischer Gemüsesorten

Artischocke	Aubergine	Blattsalat
Blumenkohl	Brokkoli	Erbsen
Gurke	Grünkohl	Karotten
Kartoffeln	Kohlrabi	Kürbis
Paprika	Rosenkohl	Rotkohl
Sellerie	Spargel	Spinat
Tomate	Weiße Bohnen	Wirsing

Liste basischer Pilze und Kräuter

Pfifferlinge	Muskatnuss	Nelken
Chilischoten	Salbei	Oregano
Steinpilz	Dill	Thymian
Trüffel	Pfeffer	Petersilie
Champignons	Pfefferminze	Rosmarin
Shiitake	Schnittlauch	Koriander
Morchel	Vanille	Ingwer

Liste basischer Getränke

Wasser
Ungesüßte Kräutertees
Gemüsesäfte ohne Zugabe von Zucker
Fruchtsmoothies ohne Zugabe von Milch und Zucker

Diese Lebensmittel sollte man nicht zu häufig essen

Liste säurebildender Brot/Getreidesorten

Pumpernickel	Roggenbrot	Vollkornbrot
Weißbrot	Weizenbrot	Zwieback
Amaranth	Buchweizen	Cornflakes
Dinkel	Gerste	Haferflocken
Hirse	Mais	Reis
Weizenmehl	Weizenvollkornmehl	Roggenmehl

Liste säurebildender Teigwaren

Eiernudeln	Spaghetti	Makkaroni
Spätzle	Vollkornspaghetti	Tagliatelle

Liste säurebildender Milchprodukte

Butterkäse	Camembert	Cheddar
Eigelb	Eiweiß	Emmentaler
Frischkäse	Gouda	Kondensmilch
Kuhmilch	Naturjoghurt	Quark
Sahne	Vollmilch	Weichkäse

Liste säurebildender Fleisch-/Wurstwaren

Ente	Fleischwurst	Gans
Hühnerfleisch	Kalbfleisch	Kaninchen
Lammfleisch	Innereien	Rindfleisch
Salami	Wienerwürstchen	Rumpsteak
Truthahn	Bierschinken	Frankfurter Würstchen

Liste säurebildender Getränke

Helles Bier
Zuckerhaltige Softdrinks
Energy Drinks
Kaffee
Schwarzer, grüner, weißer und Früchtetee

Wie kann man Arthrose vorbeugen?

Als eines der Hauptrisikofaktoren für Arthrose gilt Übergewicht. Umso stärker das Übergewicht einer Person, desto höher ist die Belastung der Gelenke und desto schneller nutzt sich das Knorpelgewebe ab. Ein gesundes Körpergewicht verhindert den Knorpelverschleiß und beugt so der Arthrose vor. Mit dem Körpergewicht einhergehend, ist auch die Ernährung ein wichtiger Bestandteil, wenn es darum geht, Arthrose vorzubeugen. Eine dauerhaft zu säurebildende Ernährung begünstigt Entzündungen im Körper und vermindert die Bildung von neuem Knorpelgewebe. Aber auch regelmäßige Bewegungen können sich positiv auf die Gelenke auswirken und so der schmerzhaften Erkrankung vorbeugen. Regelmäßiger gelenkschonender Sport, wie z.B. Schwimmen oder Nordic Walking wirken sich positiv auf die Gelenke aus. Außerdem soll eine Überbelastung im Job und Sport vermieden werden, sodass ein Verschleiß nicht auftreten kann. Eine gesunde Ernährung gepaart mit regelmäßiger schonender Bewegung und das Vermeiden von Überlastungen beugt Arthrose vor und vermindert das Erkrankungsrisiko.

Rezepte

Frühstück

Selbstgemachtes Dinkelbrot

Zubereitungszeit: 90 Minuten

Zutaten für 1 Brot

½ Tasse Dinkelmehl
2 TL gemahlene Flohsamen-Schalen
1 Tasse Quinoa-Mehl
1 ½ TL Backpulver
2 Tassen ungesüßte Mandelmilch
1 TL Meersalz
½ Tasse Kokosöl
½ Tasse frische Kräuter nach Wahl

Zubereitung

1. Den Backofen auf 180 Grad Ober- und Unterhitze vorheizen und eine Brotbackform mit etwas Kokosöl einreiben.

2. Alle Zutaten, bis auf die Mandelmilch, miteinander vermengen. Nun mit einem Knethaken die Mandelmilch einkneten und die Masse zu einem glatten Teig verarbeiten.

3. Den Teig in die Brotbackform geben und etwa 1 ¼ Stunde backen.

Tipp: Das Brot kann man je nach Belieben belegen und zum Frühstück genießen.

Würziger Auberginen-Paprika-Aufstrich

Zubereitungszeit: 40 Minuten

Zutaten für 2 Personen

½ Aubergine
½ rote Paprika
½ Knoblauchzehe
Saft und Schale von ¼ Zitrone
1 EL Olivenöl
Salz
Pfeffer
1 TL gehackter Thymian
½ TL Paprikapulver

Zubereitung

1. Den Backofen auf 200 Grad Umluft vorheizen und ein mit Backpapier ausgelegtes Backblech vorbereiten.

2. Das Fruchtfleisch der Aubergine rautenförmig einschneiden. Die Paprika mit der Schnittfläche nach oben auf das Backblech legen und mit der Aubergine im Ofen etwa 25 Minuten rösten.

3. Das Gemüse aus dem Ofen nehmen und in eine ausreichend große Schüssel geben. Abgedeckt etwa 15 Minuten auskühlen lassen.

4. Das Fruchtfleisch der Aubergine herauslösen und in Stücke schneiden. Die Haut der Paprika abziehen und das Fruchtfleisch ebenfalls in Stücke schneiden.

5. Das Gemüse in einem Mixer mit den restlichen Zutaten pürieren und ggf. nachwürzen.

Gegrilltes Auberginen-Paprika-Feta-Sandwich

Zubereitungszeit: 15 Minuten

Zutaten für 2 Personen

4 Scheiben selbstgemachtes Dinkelbrot
Selbstgemachter Auberginen-Paprika-Aufstrich
¼ Aubergine
1 Tomate
3 Basilikumblätter
50 g Feta

Zubereitung

1. Die Tomate und das Fruchtfleisch der Aubergine in dünne Scheiben schneiden.

2. Die Auberginen-Scheiben kurz in heißem Öl von jeder Seite anbraten, salzen und pfeffern.

3. Jeweils 1 Hälfte der Dinkelbrotscheiben mit dem Auberginen-Paprika-Aufstrich bestreichen und mit den Tomaten und den gerösteten Auberginen-Scheiben belegen und mit den Basilikumblättern garnieren. Die Sandwiches zuklappen.

4. Etwas Öl in eine Pfanne geben und die Sandwiches von beiden Seiten kurz anrösten. Sofort genießen.

Tipp: Dieses Sandwich lässt sich natürlich auch mit jedem anderen Brot und Aufstrich zubereiten.

Leckere Lachs-Dill-Creme

Zubereitungszeit: 5 Minuten

Zutaten für 2 Personen

100 g fettarmer Frischkäse
50 g Räucherlachs
½ TL Sahne-Meerrettich
¼ Bund Dill
Salz
Pfeffer

Zubereitung

1. Den Dill von den Stielen zupfen und fein hacken. Den Lachs grob würfeln und alle Zutaten in eine ausreichen große Schüssel geben.

2. Die Zutaten mit einem Pürierstab zu einer Creme verarbeiten und nach Belieben mit Salz und Pfeffer würzen.

Tipp: Dieser Aufstrich passt sehr gut zu dem selbstgemachten Dinkelbrot.

Selbstgemachtes Knuspermüsli mit Cranberrys und Walnüssen

Zubereitungszeit: 30 Minuten

Zutaten für 2 Personen

80 g Vollkornhaferflocken
½ EL gehackte Walnüsse
3 EL Mandelblättchen
½ EL Pinienkerne
½ TL Zimt
1 EL Öl
2 EL Honig
1 EL getrocknete Cranberrys

Zubereitung

1. Den Backofen auf 175 Grad Ober- und Unterhitze vorheizen.

2. Alle Zutaten, bis auf die Cranberrys, miteinander vermischen und die Masse auf einem mit Backpapier ausgelegtem Backblech verteilen.

3. Das Müsli im Ofen unter gelegentlichem Wenden etwa 25 Minuten rösten. Nun die Cranberrys unterrühren und abkühlen lassen. Das Müsli mit fettarmer Milch servieren.

Gesunde Avocado-Mango-Bowl

Zubereitungszeit: 10 Minuten

Zutaten für 2 Personen

1 Mango
1 Avocado
1 Handvoll Erdbeeren
1 Handvoll Babyspinat
1 Handvoll Himbeeren
½ Handvoll Walnüsse
200 ml Hafervollkorndrink
2 Datteln
1 Spritzer Zitronensaft
1 EL Leinsamen

Zubereitung

1. Die Mango und die Avocado in Würfel schneiden, die Walnüsse hacken.

2. Alle Zutaten in einen Mixer geben und zu einer feinen Creme pürieren.

3. Eventuell mit ein wenig frischen Früchten garnieren und sofort servieren.

Power-Obstsalat mit leckerem Vanille-Dressing

Zubereitungszeit: 25 Minuten

Zutaten für 2 Personen

Saft und geriebene Schale von 1 Limette
2 Vanilleschoten
1 Birne
2 Kiwis
1 Mango
1 EL Zucker
100 ml Wasser

Zubereitung

1. Das Mark aus der Vanilleschote herauskratzen. Die Birne in Würfel schneiden und mit etwa Limettensaft beträufeln. Das Fruchtfleisch der Mango und der Kiwis ebenfalls in Würfel schneiden.

2. Das Wasser mit dem Zucker, dem Mark der Vanilleschoten und dem Limettensaft in einem kleinen Topf aufkochen.

3. Nun das Obst mit der Limettenschale in 2 Schüsseln geben und gleichmäßig mit dem Vanille-Dressing beträufeln. Vor dem Servieren kurz abkühlen lassen.

Leckerer Bananen-Apfel-Frühstücksbrei

Zubereitungszeit: 10 Minuten

Zutaten für 2 Personen

1 Apfel
1 Banane
1 Karotte
Walnüsse
Trockenfrüchte nach Wahl
Honig

Zubereitung

1. Die Banane, die Karotte und den Apfel in Stücke schneiden und mit den Trockenfrüchten in einem Mixer pürieren.

2. Den Frühstücksbrei mit Honig abschmecken, mit den Walnüssen dekorieren und servieren.

Schnelle Bananen-Pancakes

Zubereitungszeit: 20 Minuten

Zutaten für 2 Personen

3 Bananen
260 ml Wasser
150 g Buchweizenmehl
Zimt
Vanille

Außerdem
Frische Früchte nach Belieben

Zubereitung

1. Die Bananen mit einer Gabel zerdrücken und mit den restlichen Zutaten zu einem Teig vermischen. Sollte der Teig zu dünnflüssig sein, etwas mehr Mehl hineingeben. Sollte er zu zäh sein, etwas Wasser nachgießen. Der Teig sollte zähflüssig sein.

2. Die Pancakes in einer eingefetteten Pfanne backen und zuletzt mit frischen Früchten garnieren und servieren.

Rustikale Blumenkohl-Puffer

Zubereitungszeit: 15 Minuten

Zutaten für 2 Personen

100 g Blumenkohl
1 Ei
30 g Frischkäse
2 EL Mandelmehl
1 EL geriebener Parmesan
Salz
Pfeffer
Butter

Zubereitung

1. Den Blumenkohl in einem Mixer zerkleinern und mit den restlichen Zutaten verrühren.

2. Aus dem Teig 4 gleichgroße Puffer formen und in zerlassener Butter von beiden Seiten jeweils 4 Minuten braten.

Tipp: Zu den Puffern passt ein cremiger Sauerrahm-Dip und lassen sich auch je nach Geschmack mit z.B. Blattspinat, Paprika oder etwas Ziegenkäse abwandeln.

Salate

Basisches Kräuter-Dressing

Zubereitungszeit: 5 Minuten

Zutaten für 2 Personen

1 Zitrone
2 EL frische Petersilie
4 EL Olivenöl
Kräutersalz
frisch gemahlener schwarzer Pfeffer

Zubereitung

1. Den Saft aus der Zitrone pressen und in einem Behälter auffangen. Nun das Olivenöl hineingeben und alles gut miteinander verquirlen.

2. Die Petersilie waschen, fein hacken und zu dem Zitronen-Öl-Gemisch geben. Mit dem Kräutersalz und Pfeffer würzen und gut verrühren.

Fruchtiger Brokkoli-Salat mit Äpfeln und Walnüssen

Zubereitungszeit: 10 Minuten

Zutaten für 2 Personen

Für den Salat
400 g Brokkoli
2 Möhren
2 Äpfel
120 g geschälte Walnüsse
1 rote Zwiebel
70 g getrocknete Cranberries

Für das Dressing
180 ml griechischer Joghurt
3 TL Honig
2 TL Apfelessig
1 EL Zitronensaft

Zubereitung

1. Den Brokkoli waschen, in Röschen schneiden und den Strunk entsorgen. Den Brokkoli in kochendem Salzwasser kurz blanchieren und sofort mit kaltem Wasser abschrecken und abgießen. Den Brokkoli in eine ausreichend große Schüssel füllen.

2. Die Möhre fein raspeln, die Walnüsse hacken. Zwiebel und Apfel würfeln. Nun mit den Cranberries zu dem Brokkoli in die Schüssel geben und umrühren.

3. Das Dressing aus allen Zutaten verquirlen, über den Salat geben und erneut verrühren. Sofort genießen.

Orientalischer Weißer-Bohnen-Salat mit Tomaten und Minze

Zubereitungszeit: 10 Minuten

Zutaten für 2 Personen

1 Dose weiße Bohnen
1 rote Zwiebel
200 g Cherrytomaten
1 Knoblauchzehe
1 EL Kräuteressig
1 EL Olivenöl
1 Prise Cumin
¼ Bund Minze
Salz
Pfeffer

Zubereitung

1. Die Zwiebel schälen und fein würfeln. Die Tomaten waschen und je nach Größe halbieren oder vierteln. Den Knoblauch durch eine Presse drücken und die Minze hacken. Die Bohnen abgießen und mit den restlichen Zutaten in eine ausreichend große Schüssel geben.

2. Nun die Gewürze hineingeben, gut durchrühren und optional eine Stunde im Kühlschrank ziehen lassen. Vor dem Servieren abschmecken und sofort genießen.

Kichererbsen-Salat mit gerösteter Aubergine in würzigem Knoblauch-Basilikum-Dressing

Zubereitungszeit: 25 Minuten

Zutaten für 2 Personen

Für den Salat
1 Aubergine
½ Avocado
100 g Salat nach Wahl
½ Gurke
1 Dose Kichererbsen
Salz
Pfeffer
Paprikapulver

Für das Dressing
3 EL Olivenöl
2 Knoblauchzehen
2 EL Wasser
Saft 1 Zitrone
getrockneter Basilikum

Zubereitung

1. Den Ofen auf 200 Grad Ober- und Unterhitze vorheizen.

2. Die Aubergine in Scheiben schneiden und auf ein mit Backpapier ausgelegtes Backblech legen. Mit etwas Salz würzen und im Ofen etwa 25 Minuten backen.

3. Währenddessen die Avocado und die Gurke in Würfel und den Salat in kleine Stücke schneiden. Nun mit den Kichererbsen in einer Schüssel miteinander verrühren.

4. Das Dressing aus allen Zutaten in einem Mixer zu einer glatten Masse verarbeiten und mit dem Salat verrühren.

5. Die Auberginenscheiben aus dem Ofen nehmen, mit Pfeffer und Paprikapulver würzen und etwas abkühlen lassen. Zuletzt die Auberginenscheiben in kleine Stücke schneiden, über dem Salat verteilen und sofort servieren.

Leckerer Süßkartoffel-Spinat-Salat mit Quinoa in Honig-Senf-Dressing

Zubereitungszeit: 20 Minuten

Zutaten für 2 Personen

Für den Salat

1 Süßkartoffel
25 g Quinoa
2 EL Sonnenblumenöl
1 EL Olivenöl
½ Handvoll Walnüsse
½ grüner Apfel
50 g Babyspinat
¼ Granatapfel
½ TL edelsüßes Paprikapulver
1 Msp. Zimt
25 ml Wasser
Salz
Pfeffer

Für das Dressing

1 EL Honig
1 EL Dijon Senf
1 EL Balsamico
2 EL Olivenöl
1 TL Zitronensaft
Salz
Pfeffer

Zubereitung

1. Den Backofen auf 190 Grad Umluft vorheizen.

2. Die Süßkartoffel in kleine Ecken schneiden und mit dem Sonnenblumenöl und dem Paprikapulver vermengen. Mit etwas Salz und Pfeffer würzen und auf ein mit Backpapier ausgelegtes Backblech geben. Nun

im Ofen für etwa 20 Minuten backen und anschließend erneut mit etwas Salz bestreuen.

3. Währenddessen den Quinoa waschen und in einer Pfanne kochen, bis er bissfest und das Wasser verkocht ist. Das Olivenöl zu dem Quinoa geben und diesen kurz braten. Mit dem Zimt und dem Salz bestreuen und abkühlen lassen.

4. Den Apfel in Spalten schneiden, die Walnüsse hacken und den Spinat waschen. Die Kerne aus dem Granatapfel mit den anderen Zutaten in eine ausreichend große Schüssel geben und mit dem Quinoa und der Süßkartoffel gut vermengen.

5. Das Dressing aus allen Zutaten mit einem Schneebesen verrühren und mit Salz und Pfeffer würzen. Das Dressing über den Salat geben, alles gut verrühren und sofort servieren.

Pikanter Blumenkohlsalat in würzigem Senf-Dressing

Zubereitungszeit: 15 Minuten

Zutaten für 2 Personen

Für den Salat
400 g Blumenkohl
frisch gemahlener schwarzer Pfeffer

Für das Dressing
4 EL Olivenöl
4 EL Zitronensaft
3 EL Wasser
1 TL Senf
1 EL weißes Mandelmus
1 Prise Kurkuma
1 Prise Kreuzkümmel
Salz

Zubereitung

1. Den Blumenkohl in Röschen teilen und in kochendem Salzwasser bissfest garen. Den Blumenkohl abgießen und in eine ausreichend große Schüssel geben.

2. Während der Blumenkohl kocht, das Dressing in einem Mixer zubereiten, bis es cremig ist. Sollte die Konsistenz zu fest sein, mehr Wasser dazu geben.

3. Den Blumenkohl mit dem Dressing verrühren und optional eine halbe Stunde ziehen lassen. Mit dem Pfeffer pikant abschmecken und sofort servieren.

Gesunder Rotkohl-Birnen-Salat mit Walnüssen

Zubereitungszeit: 10 Minuten

Zutaten für 2 Personen

Für den Salat
200 g Rotkohl
1 Birne
½ Schalotte
50 g Walnüsse
etwas naturtrüben Apfelsaft

Für das Dressing
etwas Apfelessig
1 TL Honig
2 EL Rapsöl
Salz
Pfeffer

Zubereitung

1. Den Rotkohl und die Birne in feine Stücke schneiden. Die Schalotten fein würfeln. Diese Zutaten mit etwas Apfelsaft in eine ausreichend große Schüssel geben.

2. Das Dressing aus allen Zutaten verquirlen und über den Salat träufeln. Gut miteinander vermengen.

3. Die Walnüsse grob hacken und zuletzt über den Salat geben. Sofort servieren.

Schneller Kohlrabi-Salat in würzigem Sahne-Dressing

Zubereitungszeit: 15 Minuten

Zutaten für 2 Personen

Für den Salat
1 Kohlrabi
2 Pastinaken
1 Apfel

Für das Dressing
2 EL Olivenöl
6 EL Hafersahne
2 EL Zitronensaft
1 Handvoll Petersilie

Zubereitung

1. Den Kohlrabi und den Apfel schälen und grob raspeln. Beides mit etwas Zitronensaft beträufeln, damit sie nicht bräunen. Die Pastinake ebenfalls schälen und raspeln. Diese Zutaten in eine ausreichend große Schüssel geben und vermengen.

2. Für das Dressing die Petersilie fein hacken und alle Zutaten miteinander verrühren. Das Dressing über den Salat träufeln, gut umrühren und optional kurz ziehen lassen.

3. Vor dem Servieren mit etwas Zitronensaft und Salz abschmecken. Sofort genießen.

Warmer Rotkohl-Salat mit Datteln und Feta

Zubereitungszeit: 20 Minuten

Zutaten für 2 Personen

¼ Granatapfel
¼ Kopf Rotkohl
½ Zitrone
2 EL Olivenöl
½ TL Zucker
3 frische Datteln
½ Bund Petersilie
50 g Feta
½ EL Sesam
Salz
Pfeffer

Zubereitung

1. Den Rotkohl in dünne Streifen schneiden und mit 1 Esslöffel Olivenöl vermengen. Den Kohl in einer Pfanne kurz anschwitzen und anschließend mit Zucker, Salz und Pfeffer würzen. Den Rotkohl in eine ausreichend große Schüssel geben.

2. Die Petersilie fein und die Dattel grob hacken. Die Kerne aus dem Granatapfel lösen und diese Zutaten zu dem Rotkohl in die Schüssel geben.

3. Die Zitrone über dem Salat auspressen und das restliche Olivenöl dazugeben. Gut miteinander vermengen. Den Feta darüber zerbröseln und mit dem Sesam garnieren. Sofort servieren.

Fenchelsalat mit gerösteten Kichererbsen und Orangenspalten

Zubereitungszeit: 40 Minuten

Zutaten für 2 Personen

1 Fenchelknolle
1 Romanasalat
2 Orangen
1 Dose Kichererbsen
150 ml Buttermilch
3 EL Olivenöl
50 ml Wasser
Saft ½ Zitrone
1 TL Knoblauchpulver
1 TL gehackter Dill
1 TL Zwiebelpulver
1 TL gehackte Petersilie
1 TL gehackter Schnittlauch
1 Prise Cayenne-Pfeffer
1 TL Oregano
Salz
Pfeffer

Zubereitung

1. Den Ofen auf 180 Grad Ober- und Unterhitze vorheizen.

2. Die Kichererbsen abgießen und abtrocknen. Nun mit 1 Teelöffel Öl, ½ TL Knoblauchpulver, dem Cayennepfeffer und Oregano vermengen. Mit Salz und Pfeffer würzen und auf einem mit Backpapier ausgelegten Backblech verteilen und 40 Minuten im Ofen backen und anschließend abkühlen lassen.

3. Währenddessen das Dressing aus Buttermilch, dem Olivenöl, dem Knoblauch- und Zwiebelpulver verquirlen. Nun die gehackten Kräuter dazugeben und erneut vermischen.

4. Den Salat und den Fenchel waschen und in Streifen schneiden. Die Filets aus den Orangen herausschneiden und in einer ausreichend großen Schüssel miteinander vermengen. Das Dressing und die Kichererbsen hineingeben und gut umrühren. Sofort servieren.

Quinoa-Salat mit viel buntem Gemüse

Zubereitungszeit: 20 Minuten

Zutaten für 2 Personen

100 g Quinoa
6 Cherrytomaten
6 Radieschen
1 Bund Rucola
½ Brokkoli
2 Karotten
2 EL Kürbiskerne
Olivenöl
Zitronensaft
Salz
Pfeffer

Zubereitung

1. Den Brokkoli in Röschen zerteilen und mit dem Quinoa in 150 ml kochendes Wasser geben. Den Brokkoli nach etwa 4 Minuten aus dem Wasser nehmen und beiseitelegen.

2. In der Zwischenzeit die Radieschen und die Karotten in Scheiben schneiden, die Tomaten halbieren und den Brokkoli in mundgerechte Stücke schneiden.

3. Den Quinoa abkühlen lassen und anschließend zu den anderen Zutaten in eine Schüssel geben. Etwas Olivenöl hineingeben und alles gut miteinander vermengen.

4. Den Salat mit Salz, Pfeffer und Zitronensaft würzen. Die Kürbiskerne darüber verstreuen und den Salat sofort servieren.

Suppen

Cremige rote Bete-Suppe

Zubereitungszeit: 40 Minuten

Zutaten für 2 Personen

2 frische rote Bete
3 Knoblauchzehen
½ Pastinake
4 TL Kokosöl
200 ml Kokosmilch
375 ml Gemüsebrühe
2 Schalotten
1 TL Zitronensaft
1 TL Meerrettich-Creme
15 g Pistazien
1 Dill-Zweig

Zubereitung

1. Den Backofen auf 180 Grad Ober- und Unterhitze vorheizen.

2. Die rote Bete und die Pastinake in kleine Stücke schneiden. Das Gemüse mit der Hälfte des Kokosöls vermischen und mit den Knoblauchzehen auf einem Backblech etwa 30 Minuten im heißen Ofen rösten.

3. Die Schalotte würfeln und im restlichen Kokosöl kurz andünsten. Die Gemüsebrühe, die Kokosmilch und die Meerrettich-Creme hineingeben, umrühren und mit Salz und Pfeffer abschmecken. Kurz aufkochen lassen.

4. Das Gemüse aus dem Ofen mit dem Zitronensaft und den restlichen Zutaten vermengen und mit einem Pürierstab zu einer Suppe pürieren.

5. Mit etwas Dill und Pistazien garnieren und heiß servieren.

Orientalische Kichererbsen-Suppe

Zubereitungszeit: 30 Minuten

Zutaten für 2 Personen

400 g Kichererbsen aus der Dose
100 g rote Linsen
1 rote Zwiebel
½ TL Kreuzkümmel
1 TL Paprikapulver
200 g gestückelte Dosentomaten
400 ml Gemüsebrühe
1 EL Tomatenmark
2 EL griechischer Joghurt
1 EL Olivenöl
Salz

Zubereitung

1. Die Gemüsebrühe in einem Topf erhitzen. Die Kichererbsen abgießen und mit Wasser abspülen. Die Zwiebel in Halbringe schneiden.

2. Das Olivenöl mit dem Paprikapulver in einem Topf erhitzen und die Zwiebel darin kurz andünsten. Mit Salz würzen.

3. Die roten Linsen abspülen und mit den Tomaten und dem Tomatenmark in den Topf zu der Gemüsebrühe geben. Den Inhalt etwa 10 Minuten köcheln lassen.

4. Die Kichererbsen in die Suppe geben und erneut für 10 Minuten kochen.

5. Die Suppe mit einem Klecks Joghurt heiß servieren.

Sämige Champignon-Lauch-Suppe

Zubereitungszeit: 20 Minuten

Zutaten für 2 Personen

1 Lauchstange
½ EL Rapsöl
150 g Champignons
400 ml Hühnerbrühe
etwas Petersilie
100 ml Kondensmilch (4% Fett)
Salz
Pfeffer

Zubereitung

1. Den Lauch zunächst längs und dann in feine Streifen schneiden. In heißem Öl kurz andünsten und dann mit der Hühnerbrühe ablöschen.

2. In der Zwischenzeit die Champignons in Scheiben schneiden und einige davon zur Seite legen. Den Rest zu dem Lauch in den Topf geben und bei schwacher Hitze etwa 10 Minuten ziehen lassen.

3. Nun die Kondensmilch hinzufügen und mit Salz und Pfeffer würzen. Die Suppe mit einem Pürierstab pürieren.

4. Die Suppe anrichten und mit den beiseitegelegten Champignon-Scheiben garnieren.

Exotische Kokos-Garnelen-Suppe

Zubereitungszeit: 30 Minuten

Zutaten für 2 Personen

1 Knoblauchzehe
½ Stück Ingwer (2.5 cm)
½ Stange Zitronengras
½ EL Öl
2 Frühlingszwiebeln
½ TL rote Currypaste
100 ml Kokosmilch
200 ml Gemüsebrühe
100 g passierte Tomaten
½ EL Kokosfett
80 g Garnelen
½ Limette

Zubereitung

1. Den Ingwer und den Knoblauch schälen und fein würfeln. Die untere Hälfte des Zitronengras fein hacken. Die Frühlingszwiebel in feine Ringe schneiden.

2. Die zuvor vorbereiteten Zutaten in heißem Öl kurz andünsten. Nun die Kokosmilch, die Currypaste und die passierten Tomaten dazugeben. Den Pfanneninhalt kurz aufkochen lassen, die Brühe hinzugießen und zugedeckt bei schwacher Hitze für weitere 5 Minuten köcheln lassen.

3. In der Zwischenzeit die Garnelen in heißem Kokosfett rundum 3 Minuten scharf anbraten und beiseitestellen.

4. Die Suppe mit einem Pürierstab pürieren und mit dem Limettensaft abschmecken. Die Garnelen in die Suppe geben und auf schwacher Hitze etwa 15 Minuten ziehen lassen. Heiß servieren.

Quick-Bauerntopf mit Hackfleisch und buntem Gemüse

Zubereitungszeit: 40 Minuten

Zutaten für 2 Personen

½ Zucchini
130 g braune Champignons
½ gelbe Paprika
½ Zwiebel
2 EL Pflanzenöl
½ rote Chilischote
250 g gemischtes Hackfleisch
1 EL Tomatenmark
350 ml Gemüsebrühe
Salz
frisch gemahlener Pfeffer
1 TL Kräuter der Provence

Zubereitung

1. Die Zucchini in kleine Stücke und die Paprika in Würfel schneiden. Die Pilze in Scheiben und die Chili in Ringe schneiden. Die Zwiebel und den Knoblauch hacken.
2. Das Hackfleisch in einem Topf mit heißem Öl anbraten, bis es gut gebräunt ist. Nun die Zwiebeln, den Knoblauch und die Chili zu dem Fleisch geben und etwa 3 Minuten mit braten. Zuletzt das restliche Gemüse und das Tomatenmark hineingeben, umrühren und alles für weitere 2 Minuten braten.

3. Die Zutaten mit der Brühe ablöschen und die Kräuter hineingeben. Die Suppe geschlossen etwa 15 Minuten köcheln lassen. Anschließend mit etwas Salz und Pfeffer würzen und heiß servieren.

Leckere Kürbis-Ingwer-Suppe

Zubereitungszeit: 30 Minuten

Zutaten für 2 Personen

2 Knoblauchzehen
350 g Hokkaido-Kürbis
2 Zwiebeln
1 Stück Ingwer (5cm)
1 EL Rapsöl
½ TL gekörnte Gemüsebrühe
2 EL saure Sahne
Currypulver
Pfeffer

Zubereitung

1. Den Kürbis halbieren und das Kürbisfleisch in Würfel schneiden. Die Zwiebel und den Knoblauch ebenfalls würfeln. Den Ingwer hacken und die Gemüsebrühe mit etwa 600 ml kochendem Wasser verrühren.

2. Die Zwiebel in heißem Öl kurz andünsten. Nun den Knoblauch und den Ingwer kurz mitdünsten und mit etwas Currypulver bestreuen. Den Kürbis hineingeben und unter Rühren anbraten. Alles nun mit der Brühe ablöschen und zugedeckt bei schwacher Hitze etwa 20 Minuten köcheln lassen.

3. Die Saure Sahne und etwa 100 ml Wasser einrühren. Die Suppe mit einem Pürierstab fein pürieren und erneut kurz aufkochen lassen. Heiß mit etwas frisch gemahlenem Pfeffer servieren.

Würzige Creme-Suppe aus geröstetem Blumenkohl

Zubereitungszeit: 45 Minuten

Zutaten für 2 Personen

½ Blumenkohl
1 Karotte
2 Knoblauchzehen
3 EL Olivenöl
1 Schalotte
200 g Knollensellerie
1 TL Paprikapulver
200 ml Kokosmilch
300 ml Gemüsebrühe
Salz
Pfeffer
Zitronensaft

Außerdem
Petersilie
Alufolie

Zubereitung

1. Den Ofen auf 200 Grad Ober- und Unterhitze vorheizen und ein Backblech mit Backpapier auslegen.

2. Die Röschen aus dem Blumenkohl schneiden, auf dem Backblech verteilen, mit 2 Esslöffel Olivenöl beträufeln und mit etwas Salz und Pfeffer würzen. Den Knoblauch in Alufolie wickeln und ebenfalls auf dem Blech verteilen. Das Gemüse nun etwa 20 Minuten im heißen Ofen rösten.

3. Währenddessen die Karotte, den Sellerie und die Schalotte würfeln. Das restliche Olivenöl in einem Topf erhitzen und darin das Gemüse andünsten. Anschließend mit dem Paprikapulver würzen und mit der Gemüsebrühe ablöschen.

4. Den Blumenkohl aus dem Ofen nehmen, den Knoblauch aus der Schale drücken und beides in die Suppe geben.

5. Die Suppe etwa 15 Minuten köcheln lassen und anschließend zu einer Masse pürieren. Nun die Kokosmilch hinzugeben und mit etwas Salz, Pfeffer und Zitronensaft nach Belieben abschmecken.

6. Die Suppe auf Tellern anrichten, mit etwas Petersilie bestreuen und heiß servieren.

Indische Blumenkohl-Curry-Suppe

Zubereitungszeit: 30 Minuten

Zutaten für 2 Personen

1 Knoblauchzehe
2 Schalotten
1 TL gelbes Currypulver
1 TL Kokosöl
1 EL Zitronensaft
200 g Blumenkohl
400 ml Gemüsebrühe
1 Prise gemahlener Piment
Salz
Pfeffer
1 Prise gemahlener Kardamom
100 g Joghurt

Außerdem
etwas Petersilie

Zubereitung

1. Die Schalotten und den Knoblauch in kleine Stücke schneiden und im heißen Kokosöl rundum anschwitzen.

2. Den Blumenkohl ebenfalls in kleine Stücke scheiden.

3. Die Schalotten und den Knoblauch mit dem Currypulver bestreuen und mit dem Zitronensaft ablöschen.

4. Die Gemüsebrühe hineingießen und den Blumenkohl ebenfalls in den Topf geben. Alles für etwa 10 Minuten köcheln lassen.

5. Die Suppe nun mit den Gewürzen nach Belieben würzen, den Joghurt unterrühren und mit einem Pürierstab fein pürieren.

6. Die Suppe kurz aufkochen lassen und heiß mit der Petersilie bestreut servieren.

Leckere Süßkartoffel-Möhren-Suppe

Zubereitungszeit: 40 Minuten

Zutaten für 2 Personen

2 Süßkartoffeln
1 Zwiebel
2 Möhren
1 Knoblauchzehe
2 TL leichte Creme
750 ml Gemüsebrühe
Salz
Pfeffer

Zubereitung

1. Die Süßkartoffeln geschält und die Möhren ungeschält in kleine Stücke schneiden und in kochendem Salzwasser garen, bis das Gemüse weich ist.

2. Die Zwiebel und den Knoblauch fein würfeln und in einem Topf kurz anschwitzen.

3. Die Süßkartoffeln und die Möhren nun abgießen und zu der Zwiebel und dem Knoblauch in den Topf geben. Alles mit der Gemüsebrühe ablöschen und kurz aufkochen lassen.

4. Die Suppe nun mit einem Pürierstab fein pürieren und mit Salz und Pfeffer nach Belieben würzen.

5. Die Suppe auf Tellern anrichten und mit jeweils 1 Klecks leichter Creme servieren.

Würzige Möhren-Suppe

Zubereitungszeit: 40 Minuten

Zutaten für 2 Personen

1 Knoblauchzehe
1 rote Zwiebel
500 g Möhren
1 Stück Ingwer
1 TL Kokosöl
1 TL Kurkuma
1 TL Curry
750 ml Gemüsebrühe
Muskat
Pfeffer
Saft von 1 Orange
Naturjoghurt

Zubereitung

1. Die Zwiebel, den Knoblauch und den Ingwer hacken. Die Möhren fein würfeln.

2. Das Gemüse in heißem Kokosöl andünsten und unter Rühren etwa 3 Minuten anbraten.

3. Alles mit der Gemüsebrühe ablöschen und die Suppe etwa 15 Minuten köcheln lassen.

4. Die Suppe mit einem Pürierstab pürieren, mit den Gewürzen verfeinern und den Orangensaft unterrühren.

5. Die Suppe auf Tellern verteilen und mit jeweils 1 Klecks Joghurt garnieren.

Hauptgerichte

Fruchtiger Auberginen-Mozzarella-Auflauf

Zubereitungszeit: 40 Minuten

Zutaten für 2 Personen

350 g Aubergine
½ Knoblauchzehe
½ Zwiebel
2 EL Olivenöl
200 g geschälte Tomaten
10 g geriebener Parmesan
frisch gemahlener Pfeffer
Salz
frisches Basilikum
getrockneter Oregano

Zubereitung

1. Den Backofen auf 200 Grad Ober- und Unterhitze vorheizen.

2. Die Auberginen waschen, in dicke Scheiben schneiden und auf ein mit Backpapier ausgelegtes Blech legen. Die Auberginen im Backofen etwa 7 Minuten garen, bis sie Farbe annehmen.

3. Währenddessen den Knoblauch würfeln und die Zwiebel in Ringe schneiden. Das Basilikum waschen und in feine Streifen schneiden.

4. Das Öl in einer Pfanne erhitzen und den Knoblauch und die Zwiebeln darin glasig dünsten. Die Tomaten dazugeben und alles mit den Gewürzen würzen. Das Gericht bei schwacher Hitze etwa 10 Minuten einkochen lassen.

5. Den Mozzarella in Scheiben schneiden. Eine Auflaufform mit etwas Öl einpinseln, 1 Esslöffel der Tomatensauce darin verteilen und zunächst eine Schicht Auberginenscheiben darauf verteilen. Erneut 1-2 Esslöffel Tomatensauce über den Auberginen verteilen, die Mozzarellascheiben darauf geben und mit etwas Parmesan bestreuen. Diesen Vorgang so lange wiederholen, bis die Zutaten aufgebraucht sind. Die letzte Schicht aus Parmesan und Mozzarella bilden.

6. Den Auflauf etwa 20 Minuten im vorgeheizten Ofen backen und sofort servieren.

Knusprige Blumenkohl-Pizza

Zubereitungszeit: 40 Minuten

Zutaten für 2 Personen

Für den Teig
220 g Blumenkohl
180 g Käse
1 Ei
1 Knoblauchzehe
½ TL Salz
1 TL italienische Kräuter

Für den Belag
1 Tetrapack passierte Tomaten
etwas Gemüse nach Wahl
Kochschinken
geriebener Gouda-Käse

Zubereitung

1. Den Blumenkohl mit einer Reibe zerkleinern und etwa 8 Minuten in der Mikrowelle bei 600 Watt vorgaren.

2. Den Backofen auf 180 Grad Ober- und Unterhitze vorheizen.

3. Den Käse reiben, den Knoblauch fein hacken und mit dem Ei, dem Käse, dem Blumenkohl und den Gewürzen vermischen. Den Teig auf ein mit Backpapier ausgelegtes Backblech verteilen und im Ofen etwa 15 Minuten backen, bis der Boden leicht gebräunt ist.

4. Die passierten Tomaten auf dem Pizza-Boden verteilen und nach Belieben mit etwas Gemüse, Kochschinken und gerieben Gouda-Käse belegen. Die Pizza erneut für 10 Minuten im Ofen backen, bis der Käse zerlaufen ist.

Saftige Geflügelbällchen mit buntem Kohlsalat

Zubereitungszeit: 30 Minuten

Zutaten für 2 Personen

150 g Hähnchenbrustfilet
1 EL Magerquark
2 EL zarte Haferflocken
Salz
frisch gemahlener Pfeffer
1 Msp. Zitronenschale
1 TL getrockneter Thymian
250 g Spitzkohl
1 kleiner Apfel
1 Möhre
100 ml Buttermilch
3 Stiele Petersilie
2 TL Zitronensaft
2 EL Olivenöl

Zubereitung

1. Das Fleisch in grobe Stücke schneiden und im Mixer mittelfein zerkleinern. Das Fleisch mit den Haferflocken und dem Quark in eine Schüssel geben, mit Salz, Pfeffer, Thymian und der Zitronenschale bestreuen und gut miteinander vermischen. Aus der Masse etwa 10 Bällchen formen und im Kühlschrank kaltstellen.

2. Für den Salat den Kohl in dünne Streifen schneiden und mit etwas Salz in einer Schüssel leicht durchkneten.

3. Die Möhre schälen, den Apfel vierteln und beides auf einer Reibe grob raspeln. Den Apfel und die Möhre zu dem Kohl geben, mit der Buttermilch und dem Zitronensaft verrühren und mit Salz und Pfeffer

abschmecken. Die Petersilie-Blättchen hacken und über den Salat streuen.

4. Die Geflügelbällchen in heißem Öl rundum etwa 10 Minuten braten, bis sie goldbraun sind. Die Bällchen herausnehmen, mit einem Kuchenpapier abtupfen und mit dem Salat anrichten.

Saftiger Couscous mit zartem Hähnchen

Zubereitungszeit: 20 Minuten

Zutaten für 2 Personen

2 Hähnchenfilets
2 Zwiebeln
1 Knoblauchzehe
½ Knollensellerie
2 Möhren
50 g Couscous
1 EL Olivenöl
300 ml Gemüsebrühe
Pfeffer
Salz
Koriander
3 Stiele Petersilie
Kümmel

Zubereitung

1. Die gewaschenen Hähnchenfilets in mundgerechte Würfel schneiden. Den Knoblauch, die Zwiebeln, die Möhren und den Sellerie ebenfalls würfeln.

2. Das Hähnchenfleisch in heißem Öl andünsten, das Gemüse hinzugeben und alles etwa 6 Minuten braten. Das Couscous hinzufügen, kurz mitdünsten, mit der Gemüsebrühe ablöschen und alles für weitere 10 Minuten garen.

3. Zwischenzeitlich die Petersilie-Blättchen fein hacken.

4. Den Couscous mit den Gewürzen bestreuen und sofort servieren.

Zarte Hähnchenbrust mit Spinat überbacken mit Schafskäse

Zubereitungszeit: 40 Minuten

Zutaten für 2 Personen

220 g TK-Blattspinat
2 Hähnchenbrustfilets
1 TL Rapsöl
½ Zwiebel
50 g Schafskäse
Salz
Pfeffer
frisch geriebene Muskatnuss

Zubereitung

1. Den Backofen auf 220 Grad Ober- und Unterhitze vorheizen.

2. Den Spinat auftauen lassen und die gewaschenen Hähnchenbrustfilets mit Salz und Pfeffer würzen. Das Hähnchenfleisch von beiden Seiten kurz in heißem Öl anbraten.

3. Die Zwiebel fein würfeln und im übrigen Öl andünsten. Den Spinat vorgaren und mit etwas Salz, Pfeffer und Muskat würzen.

4. Die Hähnchenbrustfilets in eine Auflaufform geben und den Spinat darauf verteilen. Den Feta würfeln und ebenfalls darauf verteilen. Das Hähnchen etwa 20 Minuten überbacken und sofort servieren.

Leckere Kohl-Hackfleisch-Bowl

Zubereitungszeit: 40 Minuten

Zutaten für 2 Personen

1 Zwiebel
1 Knoblauchzehe
½ rote Paprika
250 g Kohl
¼ Knolle Fenchel
1 EL Öl
250 ml Hühnerbrühe
150 g Rinderhack
80 g Naturjoghurt
Salz
Pfeffer
rosenscharfes Paprikapulver
frische Petersilie

Zubereitung

1. Den Knoblauch fein würfeln und den Kohl in dünne Scheiben schneiden. Die Paprika in Würfel und den Fenchel in feine Streifen schneiden.

2. Zwiebel und Knoblauch in heißem Öl andünsten, zur Seite schieben und das Rinderhack darin mit dem restlichen Öl krümelig anbraten. Das Hack mit Salz und Pfeffer würzen und mit den Zwiebeln vermischen.

3. Die Kohlstreifen in die Pfanne geben und kurz mit anbraten. Nun das restliche Gemüse hineingeben, mit den Gewürzen abschmecken und alles etwa 2 Minuten garen.

4. Die Pfanne mit der Hühnerbrühe auffüllen und bei geschlossenem Deckel kurz aufkochen lassen. Das Gericht etwa 5 Minuten bei schwacher Hitze weiter garen und sofort mit etwas frischer Petersilie und 1 Esslöffel Joghurt servieren.

Italienischer Brokkoli-Reis-Auflauf

Zubereitungszeit: 30 Minuten

Zutaten für 2 Personen

300 g Brokkoli
200 g passierte Tomaten
125 g Naturreis
Salz
frisch gemahlener Pfeffer
1 TL italienische Kräuter
100 g Cocktailtomaten
1 TL edelsüßes Paprikapulver
125 g kleine Mozzarellakugeln
einige Basilikum-Blätter
2 EL Pinien-Kerne

Zubereitung

1. Den Reis nach Packungsanweisung garen. Brokkoliröschen kurz vor Ende der Garzeit zum Reis geben. Aufkochen lassen und den Brokkoli mit garen.

2. Den Ofen auf 220 Grad Ober- und Unterhitze vorheizen. Eine ausreichend große Auflaufform mit etwas Öl einpinseln und den durch ein Sieb abgegossenen Reis und Brokkoli hineingeben. Die passierten Tomaten mit den Gewürzen abschmecken und mit dem Brokkoli-Reis-Mix vermischen.

3. Die Cocktailtomaten und Mozzarellakugeln halbieren. Beide Zutaten auf dem Auflauf verteilen und mit den Pinienkernen bestreuen. Den Auflauf etwa 10 Minuten im Ofen backen, bis der Mozzarella zerlaufen ist.

4. Sofort mit Basilikum-Blättern bestreut servieren.

Blumenkohl-Brokkoli-Auflauf mit Kochschinkenwürfeln

Zubereitungszeit: 40 Minuten

Zutaten für 2 Personen

250 g Blumenkohl
250 g Brokkoli
1 Kartoffel
100 g fettarmer Frischkäse
50 g magerer Kochschinken
100 ml fettarme Milch
1 Knoblauchzehe
frische Petersilie
½ Zwiebel
2 Eier
Salz
Pfeffer
Cayenne-Pfeffer
Muskat
25 g Parmesan

Zubereitung

1. Den Ofen auf 180 Grad Ober- und Unterhitze vorheizen.

2. Den Blumenkohl und den Brokkoli in kleine Stücke schneiden und etwa 8 Minuten in kochendem Wasser garen. Die Kartoffeln in feine Scheiben schneiden und auch für 4 Minuten in kochendem Wasser garen.

3. In der Zwischenzeit den Knoblauch und die Petersilie hacken und die Zwiebel in feine Würfel schneiden. Den Kochschinken in kleine Stückchen schneiden.

4. Den Frischkäse mit der Milch verrühren und den Knoblauch, die Zwiebel und die Petersilie dazugeben. Mit Salz, Pfeffer und Cayenne-Pfeffer abschmecken. Anschließend das Ei unterrühren.

5. Den Blumenkohl, den Brokkoli und den Kochschinken in eine ausreichend große Auflaufform geben und die Kartoffelscheiben beliebig auf dem Auflauf verteilen. Die Sauce darüber gießen, mit etwas Muskat würzen und für 30 Minuten im Ofen backen.

6. Den Auflauf mit Parmesan bestreuen und sofort servieren.

Zartes Fischfilet mit leckeren Möhren und Tomaten-Avocado-Salat

Zubereitungszeit: 30 Minuten

Zutaten für 2 Personen

Für den Fisch
2 Möhren
4 EL Olivenöl
2 Fischfilets
Saft 1 Zitrone
½ TL Korianderpulver
½ TL Salz
frisch gemahlener Pfeffer
einige Stiele Petersilie

Für den Salat
1 Avocado
Saft 1 Zitrone
12 Kirschtomaten
Salz
frisch gemahlener Pfeffer
2 EL Öl nach Wahl

Zubereitung

1. Die Möhren in scheiben schneiden und in 1 EL heißem Öl andünsten.

2. Die Fischfilets abwaschen, mit Zitronensaft beträufeln und salzen. Den Fisch von beiden Seiten in 1 EL heißem Öl braten, bis sie leicht braun sind.

3. Die Möhren mit Salz und Pfeffer würzen und garen, bis sie weich sind.

4. Für den Salat das Fruchtfleisch der Avocado würfeln und mit etwas Zitronensaft beträufeln. Die Tomaten waschen und halbieren.

5. Das Dressing aus dem restlichen Zitronensaft, etwas Salz und Pfeffer verrühren. Die Avocado und die Tomaten in einer Schüssel anrichten und mit dem Dressing beträufeln.

6. Den Fisch mit den Möhren und dem Salat sofort anrichten.

Leckere Fischpfanne mit buntem Gemüse

Zubereitungszeit: 40 Minuten

Zutaten für 2 Personen

1 Zwiebel
1 Möhre
1 Stange Lauch
1 EL Rapsöl
1 Kohlrabi
200 g Zuckerschoten
150 ml Gemüsebrühe
4 Fischfilets (ca. 190 g)
2 EL Zitronensaft
100 g Magerquark
4 EL saure Sahne
100 g Naturjoghurt
6 Stiele Dill
Salz
Pfeffer
Cayenne-Pfeffer

Zubereitung

1. Zwiebeln würfeln, den Lauch in Ringe, Möhren und Kohlrabi in Streifen schneiden. Die Zuckerschoten waschen.
2. Das Gemüse in heißem Öl andünsten und mit Salz und Pfeffer würzen. Alles mit der Brühe ablöschen.

3. Die Fischfilets mit Zitronensaft beträufeln, salzen und pfeffern. Die Filets nun auf das Gemüse legen und alles etwa 15 Minuten zugedeckt garen. Kurz vor Ende der Garzeit die Zuckerschoten hinzufügen und mitdünsten.

4. Während der Fisch gart, die Sauce aus Sahne, Magerquark und Joghurt verrühren. Den Dill fein hacken, unter die Sauce mischen und mit dem restlichen Zitronensaft, etwas Salz, Pfeffer und Cayenne-Pfeffer würzen.

Desserts

Avocado-Schoko-Creme mit saftigen Orangen-Filets

Zubereitungszeit: 15 Minuten

Zutaten für 2 Personen

1 Avocado
1 kleine Orange
2 EL entfettetes Kakaopulver
1 Vanille-Schote
Salz
1 EL Mandelblättchen
1 EL Vollrohrzucker

Zubereitung

1. Die Orange schälen, die Filets auslösen und den Saft dabei auffangen.

2. Das Fruchtfleisch der Avocado grob zerkleinern und das Mark der Vanilleschote herauskratzen.

3. Die Avocado mit dem Vanillemark, dem Kakao, etwas Salz, dem Zucker und dem Orangensaft pürieren. Die Creme in Gläser füllen und mit den Orangenfilets dekorieren. Die Schoko-Creme kaltstellen.

4. Vor dem Servieren die Mandelblättchen ohne Fett in einer Pfanne rösten, kurz abkühlen lassen und über die Schoko-Creme streuen.

Cremiger Schoko-Kokos-Pudding

Zubereitungszeit: 10 Minuten

Zutaten für 2 Personen

100 ml Kokosmilch
150 g Seidentofu
1 TL Instant-Kaffeepulver
25 g entöltes Kakaopulver
¼ TL Vanille-Pulver
2 TL Zucker

Zum Garnieren
Kokosblättchen

Zubereitung

1. Den Seidentofu mit der Kokosmilch fein pürieren. Nun den Kakao, den Kaffee, die Vanille und den Zucker hineingeben und so lange pürieren, bis eine homogene Masse entsteht.

2. Den Pudding in Gläser füllen und für etwa eine halbe Stunde im Kühlschrank auskühlen lassen.

3. Vor dem Servieren mit einigen Kokoschips garnieren.

Süßes Porridge mit leckeren Beeren

Zubereitungszeit: 15 Minuten

Zutaten für 2 Personen

400 ml Wasser
100 g gehackte Mandeln
1 Prise Salz
8 EL Haferflocken-
4 TL Agavendicksaft
250 g Heidelbeeren
10 EL Joghurt

Zubereitung

1. Die Mandeln kurz ohne Fett in einer Pfanne rösten und auskühlen lassen.

2. Die Haferflocken mit Salz im Wasser aufkochen lassen und den Herd danach ausschalten. Den Agavendicksaft, die Beeren und die Mandeln unterrühren.

3. Alles kurz abkühlen lassen, den Joghurt einrühren und servieren.

Rotes Himbeer-Kokos-Porridge

Zubereitungszeit: 15 Minuten

Zutaten für 2 Personen

150 g rote Johannisbeeren
150 g Himbeeren
350 ml fettarme Milch
1 EL Reissirup
6 EL Haferflocken
50 g Kokosraspel
Salz

Zubereitung

1. Die Johannis- und Himbeeren in einer Schüssel mit dem Zucker vermischen und ziehen lassen.

2. Die Milch mit den Haferflocken, den Kokosraspeln und etwas Salz einmal aufkochen lassen. Den Porridge abkühlen lassen und mit den Beeren abwechselnd in Gläser schichten.

Leckere No-Bake Beeren-Tarte

Zubereitungszeit: 40 Minuten

Zutaten für 1 Tarte

Für den Boden
175 g Mandeln
10 Medjool-Datteln
50 g Sonnenblumenkerne
50 g Haselnüsse
1 Prise Salz
3 EL Kokosfett

Für den Belag
300 g Heidelbeeren
300 g Brombeeren
2 EL Ahornsirup
4 Stiele Basilikum
1 TL Limettensaft
1 EL Kartoffelmehl
150 ml Kokosmilch

Zum Garnieren
180 g gemischte Beeren

Zubereitung

1. Die Datteln grob hacken und etwa eine halbe Stunde in Wasser einweichen.

2. In der Zwischenzeit die Mandeln, Haselnüsse und Sonnenblumenkerne ohne Fett in einer Pfanne rösten. Die Kerne abkühlen lassen und in einem Mixer nicht zu fein zermahlen.

3. Die Datteln abtropfen lassen und das Wasser dabei auffangen. Nun die Datteln nach und nach mit dem Kokosöl und dem Salz in einem Mixer zu einem Teig verarbeiten. Sollte der Teig zu trocken sein, etwas von dem aufgefangenem Dattel-Wasser hinzugeben.

4. Den Teig in eine Springform füllen und einen 2 cm hohen Rand formen. Den Teig im Kühlschrank etwas auskühlen lassen.

5. Nun die Beeren mit den Basilikum-Blättchen in einen Mixer geben und zu einer glatten Masse pürieren. Das Püree durch ein Sieb entkernen.

6. Die Kokosmilch, den Ahornsirup und den Limettensaft in den Püree mischen und abschmecken. Die Masse mit dem Kartoffelmehl binden.

7. Das Beerenpüree in einem Topf kurz aufkochen und in einer Schüssel abkühlen lassen.

8. Ist die Mischung lauwarm, den Boden mit dem Beerenpüree bestreichen und die Tarte für weitere 4 Stunden im Kühlschrank ruhen lassen.

9. Vor dem Servieren die Beeren für die Garnitur auf dem Kuchen verteilen.

Saftige No-Bake Brownies

Zubereitungszeit: 40 Minuten

Zutaten für 8 Stück

150 g ganze Mandeln
300 g Medjool-Datteln
100 g Kakao
180 g Haselnüsse
1 Msp. Meersalz

Zubereitung

1. Die Datteln hacken und etwa eine halbe Stunde in Wasser einweichen. In der Zwischenzeit die Mandeln hacken.

2. Die Haselnüsse in einem Mixer zu Mehl mahlen. Den Kakao und das Salz hinzufügen und erneut umrühren.

3. Die Dattelstücke abgießen und das Einweichwasser auffangen. Nun die Datteln nach und nach in den Mixer zu dem Nuss-Mehl geben. Sollte der Teig zu trocken sein, etwas Dattelwasser hinzugeben. Zuletzt die Mandeln hinzugeben und unterkneten.

4. Den Teig in eine flache Form geben und plattdrücken. Die Brownies etwa 24 Stunden im Kühlschrank zugedeckt auskühlen lassen.

5. Vor dem Servieren die Brownie-Masse in gleichgroße Stücke schneiden.

Beeren-Kokos-Pudding mit Chia-Samen

Zubereitungszeit: 30 Minuten

Zutaten für 2 Personen

100 ml fettarme Kokosmilch
30 g Chia-Samen
2 EL Kokos-Raspel
1 TL Kokosöl
1 TL Reissirup
2 EL Dinkelvollkornflocken
Beeren nach Wahl

Zubereitung

1. Die Chiasamen etwa 10 Minuten in der Kokosmilch und 125 ml Wasser quellen lassen. Alles durchrühren und die Masse über Nacht im Kühlschrank ausquellen lassen.

2. Die Kokosraspel und die Flocken in Öl etwa 4 Minuten rösten, bis sie goldbraun sind. Die Raspel und die Flocken mit dem Reissirup beträufeln, gut vermischen und von der Herdplatte nehmen.

3. Die Beeren waschen und mit dem Chia-Pudding und den Kokos-Flocken-Mix in Gläser schichten. Mit einigen Beeren garnieren und sofort servieren.

Fruchtiger Erdbeer-Orangen-Quark mit Haselnüssen

Zubereitungszeit: 15 Minuten

Zutaten für 2 Personen

1 EL Sonnenblumenkerne
1 EL Haselnusskerne
100 g Erdbeeren
1 Orange
300 g Magerquark
2 EL Leinöl
2 EL fettarme Milch
1 TL Honig

Zubereitung

1. Die Haselnüsse hacken und mit den Sonnenblumenkerne in einer Pfanne ohne Fett rösten. Die Kerne abkühlen lassen.

2. Die Orange schälen und das Fruchtfleisch vierteln und in Scheiben schneiden. Den ausgetretenen Saft auffangen. Die Erdbeeren halbieren.

3. Den Quark mit dem Orangensaft, dem Öl und dem Honig zu einer cremigen Masse verrühren. Die Orangenstücke und die Erdbeeren dazugeben und mit den Kernen bestreuen.

Schnelle Bananen-Kokos-Cookies

Zubereitungszeit: 20 Minuten

Zutaten für 10 Stück
2 reife Bananen
150 g Kokosflocken

Zubereitung

1. Den Ofen auf 150 Grad Ober- und Unterhitze vorheizen.

2. Die Bananen mit einer Gabel zerdrücken und mit den Kokosflocken verrühren.

3. Aus der Masse etwa 10 Cookies formen und auf ein mit Backpapier ausgelegtes Backblech legen.

4. Die Cookies etwa 15 Minuten backen.

Tipp: Mit etwas Kakaopulver werden aus dem Teig leckere Schoko-Cookies.

Kokos-Aprikose Energyballs

Zubereitungszeit: 15 Minuten

Zutaten

150 g Datteln
2 EL Mandelmus
150 g getrocknete Aprikosen
100 g geriebene Mandeln
1 Msp. Kardamom
Saft ½ Orange

Außerdem
Kokosraspel

Zubereitung

1. Die Datteln und die Aprikosen zerkleinern und in einem Mixer zu einer Masse verarbeiten. Das Mandelmus, die Mandeln, den Orangensaft und den Kardamom hinzugeben und erneut zu einer Masse vermixen.

2. Aus der Masse kleine Kugeln formen und in den Kokosraspeln wälzen. Die Kugeln im Kühlschrank auskühlen lassen und servieren.

Smoothies

Fruchtsmoothies

Exotischer Mango-Banane-Smoothie

Zutaten
1 Mango
½ Banane
¼ TL frischer Ingwer
300 ml Wasser

Zubereitung

Die Banane und die Mango grob in Stücke schneiden und mit den anderen Zutaten in einen Mixer geben und fein pürieren. Sofort genießen.

Cremiger Apfel-Banane-Smoothie

Zutaten
1 Apfel
1 Banane
1 TL Honig
1 TL Zitronensaft
100 ml fettarme Milch
200 ml Wasser

Zubereitung

Den Apfel und die Banane grob in Stücke schneiden und mit den restlichen Zutaten in einen Mixer geben. Die Zutaten darin sehr fein pürieren und sofort pürieren.

Pinker Himbeer-Joghurt-Smoothie

Zutaten
150 g Naturjoghurt
100 g Himbeeren
1 TL Honig

Zubereitung

Die Himbeeren bei Bedarf waschen und mit den restlichen Zutaten in den Mixer geben. Alles zu einem sämigen Smoothie pürieren und sofort genießen.

Immun-Booster Birne-Kiwi-Smoothie

Zutaten
1 Birne
3 Kiwis
1 TL Honig
1 TL Zitronensaft
150 ml Buttermilch

Zubereitung

Das Fruchtfleisch der Kiwis herauslösen und die Birne in kleine Stücke schneiden. Alle Zutaten zusammen in einen Mixer geben und fein pürieren. Sofort genießen.

Spritziger Ananas-Kokos-Smoothie

Zutaten

100 ml Kokoswasser
1 TL Honig
½ Ananas
1 TL Ingwer
1 Msp. Kurkuma

Zubereitung

Die Ananas schälen und in kleine Stücke schneiden. Alle Zutaten in einen Mixer geben und zu einem Smoothie fein pürieren. Sofort genießen.

Cremiger lila Smoothie mit Bananen und Beeren

Zutaten

100 ml Wasser
150 ml Hafermilch
1 Banane
100 g rote TK-Beeren

Zubereitung

Die Banane schälen und in Stücke schneiden. Alle Zutaten in einen Mixer geben und zu einem cremigen Smoothie pürieren. Sofort genießen.

Sommerlicher Erdbeer-Wassermelonen-Smoothie

Zutaten

60 g Erdbeeren
100 g Wassermelone
1 Limette
125 ml Wasser
Eiswürfel
1 TL Honig

Zubereitung

1. Die Erdbeeren waschen und grob in Stücke schneiden. Die Wassermelone entkernen und ebenfalls in Stücke schneiden. Den Saft der Limette auspressen.

2. Alle Zutaten in einen Mixer geben und zu einem Smoothie verarbeiten. Sofort genießen.

Fruchtiger Blutorange-Apfel-Banane-Smoothie

Zutaten

2 Äpfel
1 Banane
Saft von 2 Orangen
Saft von 1 Blutorange
80 ml Milch

Zubereitung

1. Äpfel und Banane schälen und in Stücke schneiden.

2. Alle Zutaten in einen Mixer geben und zu einem Smoothie verarbeiten.

Erfrischender Mango-Maracuja-Smoothie

Zutaten

2 Maracujas
½ Mango
1 Blutorange
200 ml Wasser

Zubereitung

1. Die Maracujas und die Mango schälen und das Fruchtfleisch in Stücke schneiden.

2. Alle Zutaten in einen Mixer geben und zu einem Smoothie verarbeiten. Sofort genießen.

Eiskalter Bananen-Mandel-Smoothie

Zutaten

1 gefrorene Banane
3 EL Mandeln
250 ml Mandelmilch

Zubereitung

Alle Zutaten in einem Mixer zu einem cremigen Smoothie verarbeiten und sofort genießen.

Gemüsesmoothies

Gesunder Avocado-Orange-Smoothie

Zutaten

1 Orange
1 reife Avocado
1 TL Ingwer
200 ml Wasser
1 Prise Salz

Zubereitung

Die Orange schälen und in Stücke schneiden. Die Avocado entkernen, das Fruchtfleisch von der Schale trennen und in Stücke schneiden. Alle Zutaten in einen Mixer geben und zu einem Smoothie verarbeiten. Sofort genießen.

Pikanter Gurken-Smoothie

Zutaten

100 ml Wasser
½ Salatgurke
3 Basilikumblätter
Chiliflocken
Salz
Pfeffer

Zubereitung

Die Gurke in Stücke schneiden und mit den anderen Zutaten in den Mixer geben. Den Smoothie nach Belieben mit Salz, Pfeffer und Chiliflocken würzen. Die Zutaten zu einem sämigen Smoothie pürieren und sofort genießen.

Power-Smoothie mit Rote Bete und Apfel

Zutaten

1 Apfel
1 Rote Bete
1 Zitrone
1 Prise Salz
Wasser

Zubereitung

Die Rote Bete schälen und in kleine Stücke schneiden. Den Apfel waschen und in kleine Stücke schneiden. Alle Zutaten zusammen in einen Mixer geben und zu einem sämigen Smoothie pürieren. Je nach Konsistenz mehr Wasser hinzugeben. Sofort genießen.

Rote Bete-Blaubeeren-Smoothie mit Ingwer

Zutaten

½ Knolle rote Bete
½ Handvoll TK-Blaubeeren
1 cm Ingwer
½ Zitrone
300 ml Wasser
3 Eiswürfel

Zubereitung

1. Die rote Bete und den Ingwer schälen und reiben. Den Zitronensaft ausdrücken.

2. Alles zusammen in einem Mixer pürieren, bis ein cremiger Smoothie entsteht.

Leckerer Multivitamin-Smoothie

Zutaten

1 kleine Möhre
½ Apfel
½ Orange
½ Banane
Zitronensaft
100 ml Wasser

Zubereitung

1. Möhre und Apfel schälen und in kleine Stücke schneiden. Orange schälen und die Filets herausschneiden. Die Banane schälen und grob in Stücke schneiden.

2. Alle Zutaten in einen Mixer geben und etwas Zitronensaft hinzufügen. Alles zu einem Smoothie pürieren und sofort genießen.

Frischer Weizengras-Orange-Smoothie

Zutaten

½ Zitrone
1 Orange
1 Handvoll frischer Grünkohl
6 Minzblätter
250 ml Wasser

Zubereitung

1. Grünkohl waschen, Stiele entfernen. Orange filetieren, die Minzblätter waschen. Den Zitronensaft ausdrücken.

2. Alle Zutaten in einen Mixer geben und auf höchster Stufe zu einem Smoothie pürieren. Sofort genießen.

Grüner Popeye-Smoothie

Zutaten

120 ml Orangensaft
150 g Blattspinat
2 Kiwis
1 Banane

Zubereitung

1. Den Blattspinat waschen, das Fruchtfleisch der Kiwis herauslösen und die Banane grob in Stücke schneiden.

2. Alle Zutaten in einen Mixer geben und zu einem Smoothie pürieren. Sofort genießen.

Cremiger Spinat-Kiwi-Smoothie

Zutaten

1 Apfel
2 Kiwis
½ Banane
1 Handvoll Babyspinat
200 ml Wasser

Zubereitung

1. Den Apfel, die Kiwi und die Banane schälen und in Stücke schneiden. Den Babyspinat waschen.

2. Alle Zutaten in einen Mixer geben und zu einem cremigen Smoothie pürieren. Sofort genießen.

Eiskalter Smoothie mit Mango und Spinat

Zutaten

200 g Mango
250 ml Kokoswasser
75 g Babyspinat
1 EL Limettensaft
Eiswürfel

Zubereitung

1. Die Mango in Stücke schneiden und den Spinat waschen.

2. Alle Zutaten in einen Mixer geben und zu einem glatten Smoothie verarbeiten. Wird gefrorenes Gemüse verwendet, sollte man etwas mehr Wasser oder Kokoswasser dazugeben, damit die Konsistenz stimmt. Sofort genießen.

Leckerer Feldsalat-Kokos-Smoothie

Zutaten

1 EL Kokosraspeln
1 Handvoll Feldsalat
½ Avocado
1 TL Honig
250 ml Wasser

Zubereitung

Den Feldsalat waschen und das Fruchtfleisch der Avocado grob in Stücke schneiden. Alle Zutaten zusammen in einen Mixer geben und zu einem Smoothie pürieren. Sofort genießen.

Impressum

 Herausgeber, Lektorat und Cover: T. Schieble, Am Rondell Str Cry 3, 79211 Denzlingen., Coverfoto: depositphotos.com. Sämtliche, hier dargestellten Inhalte, dienen somit ausschließlich der neutralen Information. Sie stellen keinerlei Empfehlung oder Bewerbung der beschriebenen oder erwähnten diagnostischen Behandlungsweisen oder Arzneimittel dar. Dieses Buch erhebt weder einen Anspruch auf Vollständigkeit noch kann die Aktualität und Richtigkeit der hier dargebotenen Information garantiert werden. Dieses Buch ersetzt keinesfalls die fachliche Beratung durch einen Arzt oder Apotheker und er darf nicht als Grundlage zur eigenständigen Diagnose verwendet werden. Ebenso ist bei Beginn einer Behandlung mit den beschriebenen Wirkstoffen auf jeden Fall vorher ein Arzt zu Rate zu ziehen. Die Autorin und die Herausgeber übernehmen keine Haftung für Unannehmlichkeiten oder Schäden, die sich aus der Anwendung der hier dargestellten Information ergeben.

Printed in Poland
by Amazon Fulfillment
Poland Sp. z o.o., Wrocław

66211355R00066